QUELQUES CONSIDÉRATIONS

SUR LE TRAITEMENT

DE LA

PHTHISIE PULMONAIRE

PAR LA

CRÉOSOTE VRAIE

PAR

Le Dr J.-L. HUGUES

de la Faculté de Paris.

PARIS

A. COCCOZ, LIBRAIRE-ÉDITEUR,

11, RUE DE L'ANCIENNE-COMÉDIE, 11.

1878

QUELQUES CONSIDÉRATIONS

SUR LE TRAITEMENT

DE -LA PHTHISIE PULMONAIRE

PAR LA

CRÉOSOTE VRAIE

QUELQUES CONSIDÉRATIONS

SUR LE TRAITEMENT

DE LA

PHTHISIE PULMONAIRE

PAR LA

CRÉOSOTE VRAIE

PAR

Le Dr J.-L. HUGUES

de la Faculté de Paris.

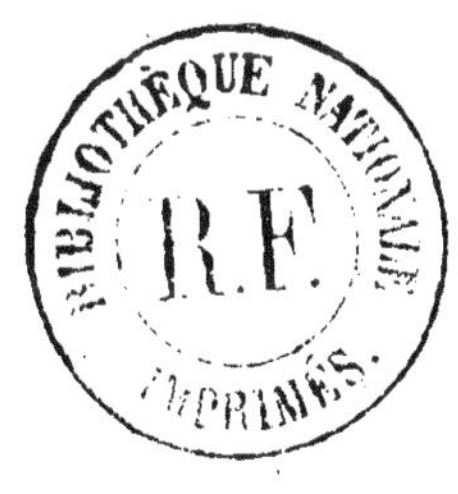

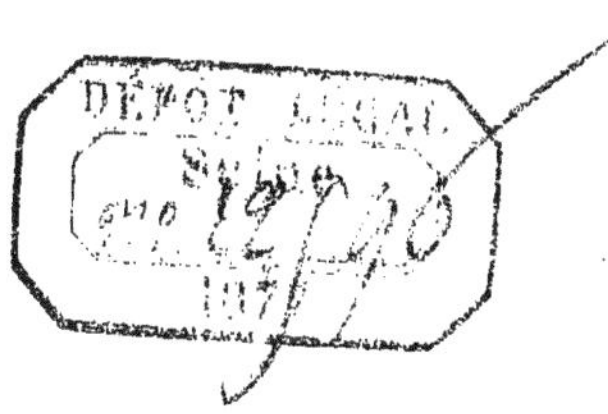

PARIS

A. COCCOZ, LIBRAIRE-ÉDITEUR,

11, RUE DE L'ANCIENNE-COMÉDIE, 11.

1878

QUELQUES CONSIDÉRATIONS

SUR LE TRAITEMENT

DE LA PHTHISIE PULMONAIRE

PAR LA

CRÉOSOTE VRAIE

HISTORIQUE.

La *créosote* (de κρέας, chair, σώζω, je conserve) est un liquide doué de propriétés antiseptiques que le chimiste *Reichenbach*, de Blausko, en Moravie, découvrit, en 1830, pendant le cours de nombreuses expériences qu'il faisait pour étudier le goudron de bois.

BIBLIOGRAPHIE. — Nous devons la plupart des renseignements blbliographiques suivants à l'obligeance de M. Bouchard que nous prions d'agréer l'expression de nos remerciements pour les bienveillants avis qu'il a bien voulu nous donner.

REICHENBACH (Carl. Freih. Von), *Das Kréosot*, ein neu entdeckter Bestandtheil des gemeinen Rauches, des Holzessigs u. aller Arten von Theer. (Abgedr. a. d. Jahrb. der Chem. n. Physik. Bd. 6 u. 7. 1832-1833.) — VERBEHECK, Annales médicales de la Flandre orientale, 1832.

REICHENBACH, *De la créosote et de ses propriétés* (Archives de médecine et bulletin de thérapeutique, 1833). — Bulletin de thérapeutique et Journal de pharmacie, 1833, *créosote et sa préparation*. — Bull. de thérap., t. V : *Nouvelles considérations sur le mode d'emploi de la créosote de Reichenbach*. — FREMANGER, *Recherches sur la créosote*, Bull. de thérap., 1833. — KUNKEL, *Sur quelques faits recueillis à Paris sur l'action de la créosote*, Bull. de thérap., 1833 (les expériences de Kunkel ont été faites avec de la créosote que Reichenbach lui-même lui avait envoyée.)

Ce produit fut bientôt introduit dans la thérapeutique; il obtint très-rapidement une vogue immense, et, pendant quelques mois, il fut employé contre les maladies les plus diverses avec un succès prétendu merveilleux ; c'est ainsi qu'on lui attribua des propriétés curatives dans le cancer, les dartres, les hémorrhagies, la carie des os, la scrofule, la phthisie, les brûlures,

MIGUET, *Recherches cliniques sur la créosote, sa préparation, ses propriétés, son emploi.* Paris, 1834. — BRESCHET, *Essai sur la créosote à l'Hôtel-Dieu,* Bull. de thérap., 1834. — BERTHELOT, *Etude sur les applications de la créosote,* Bull. de thérap., 1834. — GRANDJEAN, *Action de la créosote dans un cas de phthisie pulmonaire,* Bull. de thérapeutique, 1834.

MARTIN-SOLON, Rapport à l'Académie de médecine, 1835.

KŒLTLER, *Recherches sur l'action de la créosote à l'hôpital de la Charité de Berlin,* analysé dans Bull. de thérap., 1836.

LOUIS, Traité de la phthisie pulmonaire, 1837. — RAMPOLD, Journal de Hufeland, 1837.

ELLIOTTSON, *Action de la créosote dans le choléra,* Gazette médicale, 1838.

MULLER et REITER, cités dans Arch. de méd., 1839, *Gargarisme créosoté contre l'hémorrhagie buccale.*

PITTSCHAFFT, *Emploi de la créosote contre les vomissements des femmes enceintes,* Bull. de thérap., 1844.

HASBACH, *Gangrène de la bouche,* Union médicale, 1853.

RINGLAND, *Hémorrhagie intestinale arrêtée par la créosote à l'intérieur,* Dublin, quartler journal of med., 1854.

HUGHES, *Urines noires après l'administration de la créosote,* dans Guy's hospital reports, 1856.

PEREIRA, Matière médicale, 1857.

PÉCHOLIN et MORACHE, *Emploi de la créosote contre la fièvre typhoïde,* Bull. de thérap., 1870.

A. BOUCHARDAT, Matière médicale, 1873. — HÉNOCH, *Créosote dans les vomissements incoercibles de la grossesse,* Union médicale, 1873.

A. GUBLER, Commentaires thérapeutiques du codex, 1874.

A. BOUCHARDAT, Formulaire magistral, 1876.

TROUSSEAU et PIDOUX, Traité de thérapeutique et de matière médicale, 1877.

CH. BOUCHARD et GIMBERT. *Note sur l'emploi de la créosote vraie dans le traitement de la phthisie pulmonaire.* Paris, 1877.

les ulcères, les vomissements, les tumeurs érectiles, les panaris, les écrouelles, les tumeurs blanches, etc., et qu'on en fît presque une panacée universelle.

Ce déplorable engouement devait être bientôt suivi d'une réaction. L'Académie de médecine et l'Institut, assaillis de mémoires concernant les merveilleuses vertus du nouveau médicament, prescrivirent des expériences et nommèrent une commission qui devait rechercher exactement les propriétés thérapeutiques de la créosote.

Dans le rapport présenté au nom de cette commission, Martin-Solon, après de nombreux essais faits par lui-même à son hôpital, ramena dans des limites restreintes les propriétés de cette substance. Voici en quelques mots les conclusions auxquelles il s'arrête :

La créosote donne de bons résultats :

Dans les dartres furfuracées légères (1);

Dans les phlegmasies des muqueuses (2) (otorrhée, leucorrhée, blennorrhagie, diarrhée chronique);

Dans les vomissements réfractaires qu'on observe très-souvent chez les individus atteints de la maladie de Bright (3);

---

(1) Voici les diverses formules usitées pour l'emploi de la créosote :

Pommade. { Créosote vraie..... X à XX gouttes.
          { Axonge........... 30 grammes.

F. s. a. une pommade qu'on emploie en onctions deux fois par jour, rns les dartres furfuracées légères.

(2) Solution.. { Créosote vraie..... XXV gouttes.
               { Alcool............ 20 grammes.
               { Eau.............. 500 grammes.

En injections dans l'otorrhée, la leucorrhée, la blennorrhagie; en lavements dans la diarrhée chronique.

(3) Voir plus loin les formules pour l'usage interne.

Et enfin dans le sycosis pustuleux parasitaire (1).

Martin-Solon avait déclaré dans son rapport que, après avoir traité quinze phthisiques pendant six mois, il n'avait obtenu aucun résultat favorable.

Depuis près de quarante ans, la créosote était tombée dans l'oubli comme médicament, et n'était plus guère employée que contre la carie dentaire, lorsque, il y a trois ans, M. le D^r Ch. Bouchard, professeur agrégé à la Faculté de médecine de Paris et médecin des hôpitaux et M. le Dr Gimbert (de Cannes) ont repris la quetion (2) et fait de nouvelles expériences sur l'emploi de la créosote dans la phthisie pulmonaire.

Il leur a semblé, après examen du procès « que les insuccès qui ont fait abandonner la créosote tenaient au mode d'administration tantôt illusoire, tantôt dangereux, ou à une erreur sur la nature de la substance employée plutôt qu'à l'inefficacité du médicament. »

Martin Solon avait soumis ses malades à l'inhalation de vapeurs d'eau créosotée; or, la créosote n'ayant qu'une très-faible volatilité, même à la température de l'eau bouillante, il ne faisait absorber que des doses infinitésimales du médicament. Le même reproche pourrait être adressé à Reichenbach, qui employait le même mode d'administration.

D'autres échouaient parce qu'ils étaient rapidement

(1) Solution..
Créosote vraie..... 1 gr. puis 2 grammes.
Alcool............ 50 grammes.
Eau .... 50 grammes.

Badigeonner plusieurs fois par jour les parties atteintes de sycosis pustuleux parasitaire.

(2) *Essai sur l'emploi de la créosote vraie dans le traitement de la phthisie pulmonaire*. Paris, 1877.

obligés de renoncer à l'emploi du médicament rendu intolérable par le mauvais choix de la préparation. En effet, la créosote ne doit être employée à l'intérieur qu'en *solution très-diluée*, car ses propriétés caustiques sont si énergiques qu'à l'état de division ou d'émulsion chaque gouttelette produit une cautérisation dans le pharynx, dans l'œsophage et dans l'estomac et peut provoquer ces accidents signalés par Kœltler et qui reproduisent en petit les désordres formidables et mortels observés par Orfila à la suite de l'ingestion de 2 grammes de créosote. Cette dose de 2 grammes, **M.** Bouchard a pu la faire absorber pendant plusieurs jours sans provoquer d'accidents; mais il avait eu soin, au préalable, de la dissoudre et de la diluer.

Enfin, et c'est là un argument capital, la créosote du commerce employée par les expérimentateurs qui ont suivi Reichenbach n'avait de la créosote que le nom. Au lieu d'être extraite du goudron de bois de hêtre, cette créosote provenait du goudron de houille, résidu de la préparation du gaz de l'éclairage, et formait un mélange impur d'acide phénique qui souvent ne renfermait pas trace de créosote. Aussi, quand MM. Bouchard et Gimbert ont voulu entreprendre leurs recherches, aucune pharmacie, aucune fabrique de produits chimiques n'a pu leur fournir un liquide présentant les caractères physiques ou chimiques de la créosote de Reichenbach. Ce n'est qu'après de nombreuses démarches infructueuses qu'ils ont pu enfin se procurer la *vraie* créosote, c'est cette même créosote (1) qui a été donnée à

---

(1) Celle dont nous avons fait usage a été préparée par les soins de MM. Poulenc et Wittmann, fabricants de produits chimiques; elle a tous les caractères de la vraie créosote de Reichenbach. (Voir p. 13.)

tous les malades qui font le sujet des observations que nous publions dans notre travail.

Ces observations ont été prises, presque toutes à l'hôpital de Lariboisière dans le service de M. le Dr Maurice Raynaud, soit dans ses salles de malades, soit à la consultation laryngoscopique qu'il dirige à cet hôpital.

Aux mois de juillet et d'août, ayant eu occasion de voir plusieurs phthisiques traités au moyen de la créosote par M. le Dr Cadier et frappé des bons résultats obtenus chez ces malades, nous avons eu l'idée d'entreprendre un travail sur ce mode de traitement.

Ayant appris que des expériences étaient instituées à ce sujet dans le service de M. le Dr Maurice Raynaud, à Lariboisière, nous lui avons demandé de nous permettre de joindre aux observations que nous possédions déjà par ailleurs, celles qui feraient le sujet de son expérimentation.

C'est donc avec ces éléments d'origine diverse que nous avons pu aborder ce travail et obtenir ainsi un total de 27 observations, dont 13 nous ont été communiquées par M. le D. Cadier ; les 14 autres ont été recueillies par nous-même.

Le chiffre des malades soumis au traitement créosoté que nous avons pu observer personnellement pendant trois mois (août, sept. et oct.) est de 32, mais sur ce nombre quelques-uns ne sont pas revenus, d'autres n'ont pas suivi le traitement d'une façon sérieuse et régulière, et, ne voulant pas donner des résultats douteux, nous n'avons pu, en somme, tirer parti que de 14 observations. Aux procédés habituels applicables à l'investigation de la phthisie pulmonaire, nous avons ajouté, toutes les fois que cela nous a été possible, la pesée périodique des malades, et aussi l'examen laryngoscopique lorsque quelques symptômes du côté du larynx en nécessitaient l'emploi.

Avant d'entrer plus avant en matière, qu'il nous soit permis d'adresser nos remercîments à M. le Dr Maurice Raynaud qui a bien voulu nous laisser prendre les observations des malades de son service, et à M. le Dr Cadier pour l'aide bienveillante qu'il nous a apportée pendant tout le cours de ce travail.

PRÉPARATION DE LA CRÉOSOTE (1)

SES PROPRIÉTÉS, SES CARACTÈRES.

La créosote découverte par Reichenbach, n'est pas un principe unique, aussi les résultats des analyses qui en ont été faites ne concordent pas entre eux. Hlasiwetz et Barth ont pu extraire de la créosote du goudron de hêtre une substance définie, le *créosol* $C^8H^{10}O^2$; et suivant eux la créosote serait une combinaison de créosol avec un hydrogène carboné ; cependant elle ne présente pas les caractères d'une combinaison définie, ce n'est probablement qu'un mélange.

Préparation de la créosote. — Pour préparer la créo-

(1) Pour la partie chimique, nous renvoyons à l'article que M. Grimaud a consacré à la créosote dans le Dictionnaire de chimie de M. Wurtz.

sote vraie, on distille le goudron de hêtre jusqu'à ce que le résidu ait une consistance poisseuse. On rectifie plusieurs fois le produit en ne recueillant que les parties plus lourdes que l'eau ; on les fait dissoudre dans une solution de potasse caustique. La solution alcaline est chauffée à l'air de manière à résinifier une substance étrangère qui s'est dissoute dans la potasse en même temps que la créosote. On met celle-ci en liberté par l'acide sulfurique étendu.

Pour purifier la créosote ainsi obtenue, on la distille à plusieurs reprises avec de l'eau légèrement alcaline, on la dissout dans la potasse, on la précipite, on répète ces opérations jusqu'à ce qu'elle se dissolve dans la potasse sans laisser de matière huileuse. Finalement on la dessèche et on la rectifie.

Propriétés physiques. — La créosote est huileuse, incolore, mais se colorant au soleil ; sa saveur est brûlante et très-caustique, son odeur forte, mais non désagréable. Sa densité est de 1066. Elle bout à 203° ; elle ne se solidifie pas par un froid de — 27°.

Propriétés chimiques. — Peu soluble dans l'eau, très-soluble dans l'alcool, l'éther, le sulfure de carbone et l'acide acétique, elle dissout le phosphore, le soufre, les résines, les matières colorantes, les matières grasses et un grand nombre de sels.

Caractères. — M. Hermann Rust donne les caractères suivants, qui servent à distinguer le phénol de la créosote du goudron de hêtre : 15 parties de phénol et 10 parties de collodion donnent une masse gélatineuse, tandis que 15 parties de créosote se mélangent à 10 parties de collodion en donnant une solution claire.

En ajoutant de l'ammoniaque à du perchlorure de fer jusqu'à ce que le précipité soit persistant, on obtient une liqueur qui donne avec le phénol une coloration bleue ou violette, et avec la créosote du goudron de hêtre une coloration d'abord verte, puis brune. Cette dernière réaction est assez difficile à bien discerner ; M. Bouchard a trouvé un autre procédé plus simple et plus sûr : dissoute dans l'alcool et très-diluée, la créosote vraie donne, avec une solution étendue de perchlorure de fer, une coloration verte qui passe rapidement au brun.

Nous avons à signaler un nouveau caractère distinctif très-facile à mettre en relief et qui a une très-grande valenr : lorsque dans un flacon contenant une solution de soude caustique on verse du phénol, les deux liquides se combinent (il se forme du phénate de soude) ; lorsque au lieu du phénol on verse de la créosote, les deux liquides restent parfaitement séparés, et si après avoir agité vivement le flacon qui les renferme on pose celui-ci sur un plan immobile, on voit immédiatement la créosote et la solution de soude caustique se séparer en deux couches distinctes, comme le feraient l'huile et l'eau qu'on laisserait reposer après les avoir agitées ensemble dans un vase.

Propriétés physiologiques. — La créosote est un puissant antiseptique et un caustique énergique ; elle blanchit immédiatement l'épiderme et le détruit promptement ; elle coagule l'albumine du sang et celle du blanc d'œuf.

Chez un adulte bien portant du [poids de 65 kilogrammes, M. Bouchard a noté rigoureusement, matin et soir, pendant 34 jours consécutifs, la température rectale, le pouls, la respiration ; il a recueilli chaque jour la quantité totale des urines émises en 24 heures et dosé l'urée, l'acide urique, l'acide phosphorique, le chlore et les matières colorantes. Pendant les 27 premiers jours aucun médicament n'a été administré, afin d'établir la moyenne de l'état normal ; pendant les 7 jours suivants on a fait prendre, matin et soir, 20 centigrammes de créosote dissoute dans l'alcool et diluée au millième. Pendant ces deux périodes, rien autre n'a été changé aux conditions de l'existence et le poids du corps n'a pas varié. En comparant les modifications accomplies pendant ces deux périodes, M. Bouchard n'a reconnu aucune différence digne d'être signalée, sauf en ce qui concerne l'*acide urique* qui a diminué de près du tiers sous l'influence de la créosote et le chiffre des inspirations qui s'est abaissé de 15 à 13 par minute. Aussi peut-on dire que la créosote administrée à l'individu sain en quantité modérée ne modifie en rien la nutrition et n'influence pas sensiblement la respiration, la circulation et la calorification : nouvel argument en faveur de cette opinion déduite de l'analyse clinique que les bons effets de la créosote dans la phthisie pulmonaire dépendent non d'une action sur l'état général, mais d'une action directe sur l'état local.

MODE D'ADMINISTRATION ET DOSES.

Nous avons dit plus haut que la créosote étant un caustique puissant, il était indispensable de la donner *parfaitement dissoute* et en *solution étendue*.

M. Bouchard a employé diverses formules dans le même esprit ; soit de l'alcool créosoté, soit du rhum créosoté, soit du vin créosoté. Il emploie plus particulièrement l'*alcool créosoté* pour le traitement des indigents à domicile, il fait usage du *rhum créosoté* à l'hôpital, et prescrit de préférence le *vin créosoté* aux malades de la ville à qui leur état de fortune permet de faire cette dépense. — Voici la formule de son

Vin créosoté (1).

Créosote pure du goudron de bois..	13 gr. 50
Teinture de gentiane.............	30 gr.
Alcool de Montpellier.............	250 gr.
Vin de Malaga q. s. pour faire 1 litre.	

On prend de deux à quatre cuillerées à bouche de ce mélange en 24 heures, *chaque cuillerée dans un verre d'eau.*

M. Gimbert donne la préférence à la solution huileuse de créosote, qu'il prescrit ainsi qu'il suit :

Huile de foie de morue créosotée.

Huile de foie de morue.............	300 grammes.
Créosote pure du goudron de bois de	2 à 4 gr.

En prendre une ou deux cuillerées à bouche, deux fois par jour, une heure environ avant les repas.

C'est la solution alcoolique qui a été employée pour les malades qui font le sujet de nos observations.

Solution créosotée.

Créosote pure du goudron de bois..	3 gr. 50
Alcool...........................	125 gr.
Eau.............................	125 gr.

En prendre une cuillerée à bouche deux fois par jour,

(1) Voir à la note de la page 45 la formule de M. Dujardin-Beaumetz.

une demi-heure ou une heure avant les repas, *chaque cuillerée délayée dans un demi-verre d'eau.*

Cette solution a été formulée par M. Cadier de façon que chaque cuillerée à bouche contienne 20 centigrammes de créosote.

Au point de vue du but que nous nous proposons, cette préparation a sur la seconde l'avantage de ne point faire intervenir dans l'appréciation des effets du médicament un élément étranger dont on pourrait être obligé de tenir compte dans une certaine mesure. En effet, l'huile de foie de morue possède contre la tuberculose une vertu si généralement admise, quoique contestable, qu'on aurait pu lui attribuer exclusivement les effets thérapeutiques de la créosote; aussi la solution créosotée est la forme médicamenteuse la plus propice pour éviter des objections de cette nature, et lorsque nous noterons chez nos malades soumis à cette médication exclusivement créosotée une modification avantageuse, rapide et inattendue dans l'évolution de la maladie, que la modification se reproduira de la même façon chez la plupart d'entre eux, nous pourrons à bon droit dire que la créosote, administrée seule est seule cause de cette modification.

OBSERVATIONS.

Sauf quelques exceptions, les malades sur lesquels l'expérimentation a porté sont de ceux qui forment la clientèle habituelle des hôpitaux, c'est assez dire que leur situation de fortune ne leur permettait pas de s'entourer de toutes les précautions hygiéniques, qui sont si faciles à recommander, mais si difficiles à suivre lors-

que la recommandation s'adresse à de malheureux ouvriers obligés de travailler pour vivre et pour subvenir
aux besoins journaliers de leur famille.

Sur nos 27 phthisiques, on en compte :

Pour le 1er degré :   4   dont 1 homme et 3 femmes.
Pour le 2e degré :   8   dont 3 hommes et 5 femmes.
Pour le 3º degré :   15 dont 7 hommes et 8 femmes.

En tout. 11 hommes et 16 femmes.

L'âge est compris entre 15 et 53 ans.

De 15 à 20 ans,   2 malades   (Obs. 3, 23).
De 20 à 25 —   3   —   (Obs. 19, 24, 25).
De 25 à 30 —   8   —   (Obs. 4, 5, 7, 10, 11, 12, 13, 14).
De 30 à 35 —   6   —   (Obs. 8, 9, 16, 18, 20, 21).
De 35 à 40 —   2   —   (Obs. 2, 26).
De 40 à 45 —   0   —   (Obs. 0).
De 45 à 50 —   4   —   (Obs. 1, 6, 15, 17).
De 50 à 55 —   2   —   (Obs. 22, 27).

Tous ces malades (sauf le n° 12, qui a pris du vin
créosoté) ont été soumis à la solution créosotée dont ils
ont pris, en général, une cuillerée à bouche matin et
soir ; chez quelques-uns, on a doublé cette dose. La solution dont on s'est servi, et dont la formule a été donnée
plus haut, étant dosée de façon que chaque cuillerée à
bouche contienne 20 centigrammes de créosote, c'est
donc 40 centigrammes que la plupart de ces malades
ont absorbé journellement. Quelques autres en ont absorbé 60 et même 80 centigrammes par jour.

Il est inutile d'ajouter que les prescriptions relatives à
l'hygiène des phthisiques n'ont pas été oubliées.

Hugues.   2

Ier Degré.

Obs. I. — G... (Eugénie), 47 ans, chiffonnière, se présente le 23 août 1877 à la consultation laryngoscopique.

Père mort poitrinaire; deux frères morts de tuberculose, l'un à 12 ans, l'autre à 20 ans.

La malade a eu beaucoup de gourmes dans son enfance, elle en avait encore à 16 ans ; de plus elle a de temps à autre des douleurs rhumatismales.

Il y a sept ou huit ans elle a souffert du larynx pendant dix-huit mois. Cette année, au mois de mai, nouvelle invasion de la maladie, aphonie, douleur dans la région laryngée, un peu de dysphagie. Au mois d'août la voix est redevenue presque normale, mais les autres symptômes persistent ; la malade se sent un peu affaiblie, elle éprouve de la dyspnée principalement le soir et le matin, et aussi lorsqu'elle monte ses escaliers; quelques frissons, parfois, le soir; migraine de temps à autre. L'appétit est conservé, la digestion se fait bien. Toux sèche, quinteuse, fréquente, expectoration presque nulle. Voix légèrement rude. Elle se réveille souvent la nuit pour tousser.

Poids. 60 kilogrammes.

Poumons. Expiration prolongée et craquements secs au sommet droit.

Larynx. Léger œdème des bandes ventriculaires, rougeur et épaississement des cordes vocales, aspect velvétique de la commissure postérieure.

Traitement. — Solution créosotée ; badigeonnages du larynx à la solution de chlorure de zinc au $\frac{1}{50}$.

15 octobre. Il s'est produit une amélioration notable, plus de frissons le soir, plus de dyspnée, presque plus de toux, la voix est redevenue très-claire, les forces reviennent, la malade dort bien et ne se réveille plus pour tousser ; l'état général est satisfaisant.

Poids. 62 kilogrammes 500.

A l'auscultation on n'entend plus de craquement au sommet droit. Il ne reste plus que l'expiration prolongée.

Obs. II. — F... (Georges), 35 ans, tailleur de cristaux, se présente à la clinique laryngoscopique le 3 septembre 1877.

Tous les hivers il a des bronchites répétées qui guérissent du reste assez facilement mais qui, depuis trois ans, sont accompagnées d'enrouements plus persistants. Toux fréquente et quinteuse suivie d'une expectoration abondante de crachats muco-purulents avec des stries grisâtres plus ou moins foncées.

Au mois de mars 1877 il a ressenti dans la région laryngée une douleur plus vive à droite qu'à gauche et s'irradiant vers l'oreille, la déglutition est devenue difficile et douloureuse et la voix aphone ; anorexie.

Il est très-affaibli depuis trois mois et il a des transpirations nocturnes tellement abondantes qu'il est obligé de changer de linge jusqu'à 6 ou 7 fois par nuit ; il est très-essoufflé quand il monte les escaliers.

Au printemps dernier il a eu une légère hémoptysie le matin en se levant.

Poids. 61 kilogr.

Poumons. Expiration prolongée au sommet droit, en avant ; dans les efforts de toux on entend quelques légers craquements dans la fosse sous-scapulaire droite, submatité en ce point.

Larynx. Œdème des éminences aryténoïdiennes, hypertrophie considérable de la bande ventriculaire droite, larges ulcérations marginales sur la corde vocale droite.

Traitement. — Solution créosotée. Attouchements du larynx à la solution de chlorure de zinc.

4 octobre. L'état général est meilleur, le malade se sent beaucoup mieux, il est plus fort, ne tousse presque plus pendant la journée, n'a plus de transpirations nocturnes, presque plus d'expectoration. La déglutition n'est plus douloureuse ; l'appétit est revenu, la digestion se fait très-bien, le sommeil n'est plus interrompu ; la voix est plus claire.

Poids. 63 kilogr. 500.

Les craquements au sommet droit sont à peine perceptibles.

Le 25. L'amélioration continue, le malade ne tousse et ne crache plus que le matin, il n'est plus essoufflé lorsqu'il monte les escaliers.

La larynx va mieux, l'œdème des aryténoïdes et des bandes ventriculaires a disparu ; les ulcérations de la corde vocale droite ont diminué beaucoup. La voix est presque normale.

Plus de craquements au sommet droit.

Obs. III. — Le 8 septembre 1877, M. Cadier voit à sa consultation une jeune fille G... (Louise), âgée de 17 ans, exerçant la profession de pianiste ; son père est asthmatique, sa mère a eu une coxalgie ; elle-même est d'un tempérament strumeux, elle a eu de l'impétigo pendant son enfance ; à 9 ans elle a été atteinte d'une kérato-conjonctivite chronique qui a duré plusieurs années et plus tard elle a été très-sujette aux coryzas et aux bronchites ; depuis quelque temps elle a un eczéma du cuir chevelu.

Depuis l'âge de 11 ans maux de gorge continuels, elle a été soignée il y a deux ans par Isambert pour une angine strumeuse. Amaigrissement notable depuis quelque temps, légère hémoptysie au mois d'avril), perte des forces, appétit très-diminué. Bien réglée mais en petite quantité et un sang très-pauvre.

Toux sèche et quinteuse, par moments, le matin, expectoration verdâtre et amère. La malade s'enroue très-facilement depuis plusieurs années, elle a même eu à plusieurs reprises des extinctions de voix.

Poids. 50 kilogrammes.

A l'examen du thorax on constate de la submatité, de l'expiration prolongée et des craquements secs au sommet droit et en avant.

Le fond du pharynx est rouge sec et luisant (pharyngite sèche), au laryngoscope on voit les éminences aryténoïdes un peu rouges et gonflées, les cordes vocales rouges, dépolies et épaissies, la commissure postérieure présente un aspect velvétique.

La malade a la sensation d'une grande sécheresse dans la gorge, elle éprouve souvent le besoin de *hemmer*.

Traitement, — Une cuillerée à soupe de solution créosotée matin et soir.

11 octobre. La malade revient à la consultation, elle se trouve mieux, elle a meilleure appétit et tousse moins, ses règles sont venues un peu plus abondantes il y a quatre jours.

Poids. 51 kilogramme.

On ne trouve plus de craquements au sommet droit.

Obs. IV. — G... (Victorine), 25 ans, blanchisseuse, entre le 10 août 1877 dans le service de M. Maurice Raynaud, salle Sainte-Mathilde, lit n° 1.

Sa mère est morte d'un carcinome à 44 ans. Elle-même dit n'avoir jamais été malade jusqu'à l'année dernière où elle a eu une bronchite au commencement de l'hiver, elle est seulement sujette aux palpitations nerveuses. En 1875 elle pesait 60 kilogr. et en 1876 seulement 57 kilogr. aujourd'hui elle ne pèse plus que 49 kilogr, 500. Depuis un mois toux très-fréquente surtout la nuit, expectoration abondante de crachats verdâtres déchiquetés, anorexie, perte des forces, transpirations nocturnes.

Le 12. Après des efforts de toux elle a craché du sang toute la soirée; depuis cette époque elle a la fièvre surtout après les repas ; le pouls est bondissant.

Cœur. Palpitations ; pas de souffles organiques, la pointe du cœur bat dans le sixième espace intercostal.

Poumons. Submatité et résistance au doigt dans la région sous-scapulaire droite, respiration rude et craquements fins.

Traitement. — Une cuillerée à bouche de soluion créosotée, matin soir.

3 octobre. La malade tousse bien moins, l'expectoration a diminué de moitié La percussion est normale, on n'entend plus qu'un peu d'expiration prolongée, mais l'appétit ne revient pas. Les sueurs nocturnes ont beaucoup diminué.

Elle a toujours quelques accès de fièvre, mais ce qui la tourmente le plus ce sont ses palpations de cœur.

La malade quitte l'hôpital sans que l'on puisse prendre son poids.

IIe Degré.

Obs. V. — B... (Fanny), 27 ans, se présente à la consultation laryngoscopique, le 23 août 1877.

Cette femme travaille dans la soierie depuis neuf ans, et la nature de son travail la force à respirer beaucoup de poussière.

Père mort de phthisie pulmonaire après cinq ans de maladie, mère en bonne santé.

La malade est très-sujette aux bronchites, l'hiver, et elle s'enrhume d'autant plus facilement qu'elle travaille dans un atelier où il fait trèschaud et qu'elle prend souvent froid en sortant. Il y a trois ans, elle a eu des hémoptysies pendant cinq jours, elle n'en a plus eu depuis. On lui a fait prendre de l'huile de foie de morue, et des préparations ferrugineuses.

A 14 ans, rhumatisme polyarticulaire ayant duré six mois, plusieurs autres attaques de rhumatisme dont l'une, il y a deux ans, a été accompagnée de péricardite pour laquelle la malade a séjourné six semaines à l'hôpital.

Cette femme se sent affaiblie, elle éprouve une sensation générale de malaise lorsqu'elle travaille avec trop d'application; elle est très-essoufflée lorsqu'elle monte les escaliers. La toux est rare, mais l'expectoration est abondante, les crachats sont jaunes, épais. La voix est très-enrouée.

L'appétit est bon et la digestion se fait bien. La femme se croit enceinte.

Poids. — 58 kil 500.

Poumons. — A gauche sub-matité, respiration rude au sommet; à droite, matité, souffle, craquements humides dans la région claviculaire, sub-matité, expiration prolongée dans la région scapulaire.

Larynx. — Granulations sur le bord de l'épiglotte, œdème des éminences aryténoïdiennes, épaississement et rougeur des cordes vocales qui sont ulcérées sur leurs bords; aspect velvétique de la commissure postérieure.

Traitement. — Solution créosotée. — Attouchements du larynx à la solution de chlorure de zinc.

25 octobre. La toux a complètement cessé et l'expectoration a bien diminué, la malade a beaucoup d'appétit, et elle se sent plus forte. Elle n'est plus essoufflée quand elle monte les escaliers. On reconnait qu'elle est enceinte de quatre mois et demi.

Poids. — 61 kil. 500.

Le larynx est à peu près dans le même état, il présente, en outre, une végétation polypiforme de la commissure postérieure.

Les signes stéthoscopiques sont sensiblement modifiés ; les craquements humides dans la région claviculaire droite sont bien diminués.

Obs. VI. — D... (Jean-Baptiste), 46 ans, employé à la Compagnie des petites voitures, vient à la consultation laryngoscopique, le 23 août 1877.

Son père et sa mère sont morts, l'un à 76 ans, l'autre à 74 ans.

Lui-même, n'avait jamais été malade jusqu'en 1872, à cette époque, il eut une bronchite pour laquelle il resta pendant trois semaines à l'hôpital; il y a six mois, nouvelle bronchite dont il n'a pas pu se débarrasser et qui a été suivie de troubles du côté du larynx : dysphagie, dysphonie, et bientôt après aphonie.

Il tousse depuis six mois et il est très-affaibli, il a maigri beaucoup ; sueurs nocturnes abondantes, anorexie, déglutition douloureuse, aphonie complète, dyspnée très-intense provoquée par l'ascension des esca · liers, toux très-fréquente surtout la nuit où le malade est réveillé à chaque instant, expectoration purulente très-abondante. Jamais d'hémoptysie. Décoloration générale des muqueuses.

Poids. — 53 kil.

Poumons. — Au sommet droit ; matité et craquements secs, en avant, sub-matité et expiration prolongée en arrière. Au sommet gauche : matité et craquements humides en avant et en arrière.

Larynx. — Œdème très-considérable de l'épiglotte et des éminences aryténoïdiennes, œdème des bandes ventriculaires, aspect serratique et ulcérations marginales de la corde vocale droite, destruction de la corde vocale gauche.

Traitement. — Solution créosotée. — Attouchements du larynx avec de la glycérine morphinée au $\frac{1}{50}$.

24 septembre. Le malade tousse moins, les crachats sont moins abondants et plus clairs ; le sommeil est plus calme, les sueurs nocturnes sont diminuées, les forces reviennent un peu.

8 octobre. L'état général continue à s'améliorer. Le malade ne tousse que de loin en loin pendant la nuit, il tousse bien moins pendant le jour, les crachats sont blancs, aérés, à peine purulents. Les transpirations nocturnes ont cessé depuis huit jours.

L'appétit est meilleur. mais la déglutition est toujours un peu douloureuse, ce qui empêche le malade de manger autant qu'il le désirerait.

Le larynx est à peu près dans le même état, sauf l'œdème qui est un peu moindre.

Poumons. — Au sommet droit, les craquements secs ne sont perceptibles que pendant les efforts de toux, au sommet gauche, les craquements humides sont manifestement moins abondants.

Le 25. L'amélioration persiste et s'accentue, la déglutition n'est plus douloureuse et l'appétit qui est bon, peut être complètement satisfait. Le malade ue tousse presque plus pendant la nuit et très-peu pendant la journée, les crachats ne sont plus purulents. Le larynx va mieux.

Poids — 57 kil. 500.

Obs. VII. — L... (Etienne), 25 ans, apprêteur sur métaux, vient à la consultation laryngoscopique le 27 août 1877.

Rougeole à 4 ans, six mois après, fièvre typhoïde, adénite cervicale il y a quelques années. Au mois d'avril dernier, il a eu une bronchite, et depuis lors, il a toujours continué à tousser.

Pas d'hémoptysie. — Il fume beaucoup.

Affaiblissement très-marqué, amaigrissement, perte des forces, le travail le fatigue beaucoup. Aphonie complète.

Poids. — 53 kil. 500. — Le malade nous dit qu'il pesait 58 kil. en 1874.

Depuis cinq semaines l'appétit est nul, les digestions sont pénibles et accompagnées de pesanteur à l'estomac; jamais de vomissements après les repas, mais tendance au sommeil.

Dyspnée considérable pendant l'ascension des escaliers, toux fréquente surtout le matin, expectoration abondante.

Douleur dans le larynx, surtout à gauche.

Poumons. — Au sommet droit, résistance au doigt, expiration prolongée en avant, sub-matité et craquements humides en arrière.

Larynx. — Les cordes vocales sont rouges, épaissies, ulcérées, surtout la corde vocale gauche. La commissure postérieure présente un aspect velvétique.

Traitement. — Solution créosotée. — Attouchements du larynx au chlorure de zinc.

4 octobre. L'état général est meilleur, le malade se sent beaucoup plus fort, il tousse moins, les crachats sont moins jaunes et moins épais, l'appétit est meilleur, les digestions se font mieux.

Poids. — 55 kil. 700.

La rougeur des cordes vocales est bien moins considérable, l'ulcération marginale de la corde vocale gauche est moins grande. La voix est légèrement améliorée, mais le malade étant obligé par sa profession de parler sans cesse aux ouvriers, est souvent enroué ; il fume moitié moins depuis un mois.

Les signes stéthoscopiques sont un peu moins accentués.

Obs. VIII. — S... (Marie), 31 ans, blanchisseuse, vient à la consultation laryngoscopique, le 3 septembre 1877.

Cette femme a eu six enfants, elle n'a jamais été malade jusqu'à l'âge de 24 ans, où elle fut atteinte d'anémie et d'épuisement. Il y a trois ans, elle éprouva dans le larynx, une douleur pour laquelle elle vint consulter M. Isambert. Guérie cette première fois après un traitement assez court, elle a vu récidiver sa maladie il y a deux mois.

Aujourd'hui, on constate l'état suivant : Affaiblissement général, anorexie, pâleur des téguments, décoloration des muqueuses, aphonie, dyspnée pendant l'ascension des escaliers, toux sèche depuis deux mois, très-fréquente surtout la nuit. Jamais d'hémoptysie. Pas d'expectoration. La muqueuse du pharynx est décolorée et présente de petites arborisations vasculaires.

Poids. — 54 kil.

Poumons. — Au sommet droit, expiration prolongée; au sommet gauche, un peu de matité en avant, sub-matité en arrière, craquements humides dans la fosse sous-claviculaire et dans la fosse sus-épineuse, et douleur à ce niveau.

Larynx. — Rougeur de l'épiglotte et des éminences aryténoïdiennes, œdème considérable des bandes ventriculaires, ulcérations et végétations des deux cordes vocales, la corde vocale gauche très-épaissie reste immobile, elle ne vient pas au contact sur la ligne médiane pendant l'émission des sons, la commissure postérieure présente un aspect légèrement velvétique.

Traitement. — Solution créosotée. — Attouchements du larynx au chlorure de zinc.

24 septembre, La malade se trouve un peu mieux, elle tousse moins pendant la nuit.

4 octobre. Elle ne tousse plus pendant la nuit et tousse moins pendant le jour, elle dort bien, l'appétit est meilleur.

La douleur qui existait au sommet gauche est moindre.

Le 25. L'amélioration continue, le larynx présente un meilleur aspect, les craquements humides du sommet gauche sont à bulles plus fines et la douleur a presque entièrement disparu.

Poids. — 54 kil. 700.

Obs. IX. — L... (Marthe), 33 ans, sans profession, vient depuis plusieurs années à la consultation laryngoscopique de Lariboisière ; elle a été présentée à la Société médicale des hôpitaux, le 12 novembre 1875,

par Isambert qui en a donné l'observation complète et détaillée (voir :
Conférences cliniques sur les maladies du larynx, par le Dr Isambert ;
page 374 et suivantes).

Voici son histoire en quelques mots : Il y a quatre ans, éprouvant
dans la gorge la sensation d'un corps étranger qui la gênait de plus en
plus, elle prit un vomitif; aux premiers efforts de vomissements pro-
voqués par le médicament, elle ressentit subitement une très-vive douleur dans le larynx et bientôt après survint une aphonie à peu près
complète. Cet état persistant toujours, elle vint trouver le Dr Isambert
qui constata sur la face antérieure de la luette et le pilier postérieur
droit du voile du palais, une érosion superficielle de la muqueuse con-
stituée par de fines granulations tuberculeuses. Derrière le voile du
palais, sur la paroi pharyngienne postérieure une excavation de couleur
grisâtre tendait à se former. Les poumons présentaient aux sommets
quelques craquements humides.

Bientôt après, la luette ne tarda pas à se prendre et à tomber, dé-
truite à sa base par la tuberculose miliaire; à partir de ce moment,
l'état de la muqueuse s'améliora, et après bien des oscillations en bien
et en mal, les granulations tuberculeuses s'éliminèrent petit à petit
par un travail de caséification et de suppuration, et les petites ulcérations résultant de ce travail se comblèrent en partie; les piliers, le
bord libre du voile du palais prirent un aspect meilleur, et l'ulcération
de la paroi postérieure du pharynx se détergea et se combla en partie
à la suite d'attouchements journaliers avec de la glycérine morphinée.

En même temps le Dr Isambert constatait l'état suivant des poumons:
« les craquements qui faisaient soupçonner des lésions du second
degré sont atténués, mais la percussion donne un manque d'élasticité
aux deux sommets. La respiration est sèche à l'auscultation, l'amplia-
tion vésiculaire incomplète, quelques craquements fins, disséminés,
apparaissent çà et là sans dépasser pour le moment ces signes de dé-
plissement, appelé *bruit de billet de banque*. Enfin, la voix et la toux
donnent un retentissement assez marqué sous les clavicules. »

Nous voyons cette malade le 15 septembre 1877. Elle n'est pas plus
affaiblie qu'il y a deux ans et elle a eu depuis le commencement de sa
maladie, de nombreuses alternatives d'amélioration et de rechute. Elle
a souvent de la céphalalgie le matin en se levant, par moments, pas
d'appétit, la digestion se fait toujours bien. La toux est peu fréquente,
l'expectoration peu abondante, muqueuse, très-fine, très-aérée, mous-
seuse. La voix est normale sauf un peu de rudesse.

Le pilier postérieur gauche du voile du palais est légèrement ulcéré,
l'ulcération bourgeonne.

Larynx. L'épiglotte est déchiquetée, rongée dans toute la partie moyenne de son bord libre, elle est en même temps œdématiée. Les cordes vocales sont un peu rouges.

Poumons. Défaut d'élasticité des deux côtés, matité dans la fosse sus-épineuse droite, expiration prolongée et craquements humides des deux côtés, surtout à droite et en arrière.

Poids. En 1872, avant sa maladie, cette femme pesait 69 kil. 500. Au mois de mars 1875, elle ne pesait plus que 47 kilog. Le 3 octobre elle pèse 45 kil. 500.

Traitement. A partir du 3 octobre : solution créosotée. Attouchements du larynx à la glycérine morphinée.

Le 24 octobre. Depuis quelques jours il est apparu des granulations sur le bord libre de l'épiglotte.

Le 7 novembre. Pas de changement.

Obs. X. — C.... (Jean-Baptiste), âgé de 34 ans, et demeurant à Creil, où il est employé dans une fonderie, vient à la consultation laryngo-scopique le 15 septembre 1877.

Au commencement de l'hiver dernier, bronchite et toux pendant tout l'hiver ; au mois d'avril, hémoptysies, pendant trois mois il continue à s'affaiblir, au mois de juillet, M. le Dr Roustan constate une phthisie au deuxième degré : expiration prolongée, craquements au sommet droit en avant et en arrière. avec de la matité. Toux sèche, fréquente, sueurs nocturnes, anorexie. *Poids :* 59 kil. Depuis cette époque, il prendde la *solution créosotée* à la dose d'une cuillerée matin et soir.

Le 1er septembre, le malade pèse 61 kil. 500, il a gagné 2 kil. 500.

Le 13 septembre, il se présente à la consultation laryngoscopique de Lariboisière : on ne trouve plus que de la submatité au sommet droit et un peu d'expiration prolongée, les craquements ont disparu et l'état général est très-amélioré. Plus de sueurs nocturnes, presque plus de toux, l'appétit est revenu.

La voix est légèrement altérée dans son timbre, elle est rude. Le *larynx* est dans l'état suivant : les cordes vocales sont rouges, épaissies, la corde vocale gauche est plus rouge que la droite : la com-missure postérieure présente un aspect velvétique.

Le 18 octobre, nous apprenons que l'amélioration persiste et s'ac-centue. Le malade se considérerait comme complètement guéri, n'était son larynx, la voix est toujours rude.

Le 15 novembre, le malade revient à la consultation laryngosco-pique ; on l'ausculte et on ne trouve plus que de l'expiration prolongée au sommet droit, et une légère submatité à ce niveau,

Poids : 64 kil. Le malade a gagné 5 kil, en cinq mois.

Le larynx est resté dans le même état depuis le 13 septembre, et la voix est toujours rude ; mais le malade parle beaucoup et n'a pas suivi de traitement local.

Obs. XI. — M... (Eugénie), âgée de 28 ans, couturière, entre à l'hôpital le 16 août 1877, salle Sainte-Mathilde, lit n° 2.

Pas d'antécédents de famille, pas de maladies antérieures. Cette femme tousse depuis le mois de décembre 1876 ; au commencement de février 1877, elle a eu une [pleurésie droite et depuis cette époque la toux n'a fait qu'augmenter. La malade, très-amaigrie et anémiée, a perdu ses forces au point de ne pouvoir travailler depuis plusieurs mois ; peu de sommeil, fièvre le soir, sueurs nocturnes abondantes, anorexie, règles toujours régulières, toux quinteuse très-fréquente, expectoration remplissant le tiers du crachoir dans les vingt-quatre heures, jamais d'hémoptysie.

Poids : 52 kil. 700.

Poumons.— A la *percussion,* sub-matité au sommet droit et en avant, résistance au doigt, — à l'*auscultation*, expiration soufflante, râles humides et craquements dans la régionso us-claviculaire droite, rudesse du murmure vésiculaire au sommet gauché.

Traitement. — Solution créosotée.

Le 20 septembre, après trente-quatre jours de traitement par la créosote, la malade se trouve mieux, sa toux est moins fréquente, l'expectoration moins abondante, l'appétit revient peu à peu ; depuis quelques jours elle commence à s'occuper un peu dans la salle. Plus de sueurs nocturnes.

A l'examen des poumons on constate toujours une diminution de sonorité et d'élasticité du sommet droit et de l'expiration prolongée, mai on ne trouve plus de craquements. Au sommet droit la respiration est toujours un peu rude.

Le lendemain, la malade sort de l'hôpital sans que son poids ait pu être pris.

Obs. XII. — D... (Marie), 27 ans, sans profession.

Elle a toujours été d'une santé délicate et depuis plusieurs années elle s'enrhumait très-souvent pendant l'hiver.

Au mois de mars 1876, elle a été prise d'hémoptysies abondantes qu ont persisté pendant plusieurs jours et qui n'ont cédé qu'à une médication assez active. Pendant tout l'été, elle est allée à la campagne et a continué à tousser, à s'affaiblir et à maigrir.

Le 29 septembre 1876, elle fait appeler M. Cadier qui constate un amaigrissement considérable et un affaiblissement tel que la malade ne peut se livrer à aucun exercice, elle dort très-peu et le sommeil est fréquemment interrompu par des quintes de toux suivies d'une expectoration abondante de crachats purulents. Aussitôt qu'elle s'endort, elle a des sueurs profuses surtout à la région sternale, elle mange très-peu, et quelquefois les quintes de toux sont si violentes après les repas qu'elles provoquent le vomissement des matières alimentaires.

Poumons. — Matité au sommet gauche en avant et en arrière, aux mêmes points expiration prolongée, gros râles humides ; — au sommet droit submatité, expiration prolongée et râles sous-crépitants fins dans la fosse sous-claviculaire.

Poids. — 46 kilogr.

Traitement. — Une cuillerée à bouche de vin crésoté le matin dans un demi-verre d'eau.

Le 20 octobre, la malade se sent un peu mieux, ses crachats sont moins épais et moins abondants, et les quintes de toux moins fréquentes et moins fortes.

Traitement. — Deux cuillerées à bouche de vin créosoté.

25 novembre. La malade se trouve beaucoup mieux, elle ne crache presque plus et tousse très-peu, elle mange de bon appétit.

Janvier. L'amélioration se continue jusqu'au 2 janvier 1877. En ce moment elle prend un refroidissement à la sortie d'un bal. Bronchite localisée surtout dans le côté gauche. On applique un vésicatoire, on prescrit une potion kermétisée et on suspend la créosote pendant douze jours.

Vers le 15 janvier, lorsque cette bronchite intercurrente est guérie, on reprend le vin créosoté. Mais l'amélioration obtenue précédemment a disparu et la malade retombe dans l'état où elle était trois mois auparavant.

Le 6 mars, la malade a repris de nouveau ses forces, elle peut travailler pendant une grande partie de la journée, elle n'a plus de transpirations et la toux ne se montre plus que de temps en temps le matin, l'expectoration est presque nulle, l'appétit est bon, le sommeil également.

Poumons. — Submatité au sommet gauche en avant et en arrière, expiration prolongée aux mêmes points avec craquements fins ; — au sommet droit, rien à la percussion, un peu de rudesse de la respiration.

Poids : 48 kil. 500.

Au mois de juin, la personne qui fait le sujet de cette observation est bien portante, et elle va passer l'été à la campagne au bord de la mer.

7 novembre, la malade est de retour à Paris depuis quelque temps, elle se présente aujourd'hui à la consultation de M. le Dr Cadier, l'état général a continué à s'améliorer, elle est forte et ne tousse qu'à de rares intervalles, l'expectoration est à peu près nulle. Il n'y a qu'un peu de résistance au doigt dans le sommet gauche, on ne trouve plus de craquements, il y a encore de la rudesse au sommet droit et de l'expiration prolongée au sommet gauche.

Poids : 49 kilogr.

La malade reprend le vin créosoté suspendu depuis deux mois.

IIIᵉ degré.

Obs. XIII.— D... (Louis), 28 ans, employé de bureau, se présente le 19 avril 1877 à la consultation laryngoscopique. Voici les renseignements que nous donne ce malade le 6 août 1877.

Il a eu la syphilis à 19 ans. Depuis huit ans environ il est affligé d'un besoin continuel d'expectorer, mais il ne tousse pas, il crache davantage encore depuis sept à huit mois, jamais d'hémoptysie.

Il y a deux ans et demi, sa voix s'est enrouée à la suite d'une bronchite. Au mois d'avril dernier, il a vu survenir les symptômes suivants : douleur dans la région laryngée, déglutition difficile et douloureuse, œdème du larynx ; cet œdème était même devenu si considérable que la glotte réduite à une fente permettait à peine le passage de l'air, on a été sur le point, au commencement de juin, de pratiquer la trachéotomie pour remédier aux menaces d'asphyxie.

Il éprouvait des frissons et de la fièvre le soir, il crachait toujours beaucoup, mais toussait très-peu, il avait aussi des sueurs nocturnes abondantes qui ont cessé depuis.

Aujourd'hui, 5 août, l'état général n'est pas mauvais, l'appétit est bon. les digestions faciles, mais l'ascension des escaliers provoque de la dyspnée. Le malade, d'une taille très-élevée, est aussi très-maigre.

Poids. — Il nous dit qu'il pesait 80 kilogr. au mois de janvier dernier, aujourd'hui il ne pèse plus que 66 kilogr.

Poumons. — A droite, matité en avant et en arrière, craquements humides, et gargouillement, en arrière ; souffle en avant ; — à gauche submatité, expiration prolongée et craquements secs.

Larynx. — Les éminences aryténoïdiennes sont œdématiées, ainsi que les bandes ventriculaires, les cordes vocales sont ulcérées sur leurs bords et à moitié détruites.

La voix est complètement éteinte.

Traitement. — Solution créosotée depuis le 5 août. — On badigeonne le larynx avec un pinceau imbibé de glycérine morphinée.

25 octobre.—Amélioration des signes physiques : au sommet gauche on n'entend plus de craquements, mais seulement de l'expectoration prolongée; au sommet droit souffle, craquements humides, plus de gargouillement.

La toux est moins fréquente, l'expectoration a diminué considérablement, le malade est bien moins essoufflé lorsqu'il monte les escaliers l'appétit est meilleur.

Poids : 67 kil. 100 gr.

Obs. XIV.—B... (Caroline), 26 ans, sans profession, vient à la consultation laryngoscopique le 16 août 1877.

Il y a trois ans, pleurésie gauche pour laquelle la malade a gardé le lit pendant quinze jours. Pas d'autres antécédents personnels. Son père et sa mère sont morts, l'un à 52 ans, l'autre à 46 ans de maladies aiguës. La malade a eu deux enfants, l'aîné est mort à 9 mois de méningite tuberculeuse, l'autre a aujourd'hui 7 mois 1/2 et jouit d'une bonne santé. La mère a allaité le premier jusqu'à sa mort. Elle n'a allaité le deuxième que pendant deux mois et demi, trop affaiblie pour continuer l'allaitement, elle l'a mis au biberon.

Il y a huit mois la voix s'est enrouée, puis il est survenu très-rapidement de l'aphonie, sans douleur du côté du larynx ; il y a trois ou quatre mois fièvre fréquente le soir et sueurs nocturnes abondantes, la malade a eu plusieurs hémoptysies (une dizaine environ) le mois dernier.

Aujourd'hui on constate un affaiblissement général très-marqué, ainsi qu'un amaigrissement notable, une irritabilité excessive du système nerveux, une décoloration générale des muqueuses.

Les règles ont cessé il y a trois mois et demi et n'ont plus reparu depuis. L'appétit a toujours été conservé, les digestions faciles.

Poids : 48 kilogr.

Dyspnée considérable pendant l'ascension des escaliers, petite toux quinteuse très-fréquente, suivie d'une abondante expectoration de crachats muco-purulents souvent striés de sang. Voix éteinte.

Poumons. — A gauche, matité, craquements humides, gargouillement dans la fosse sous-claviculaire, submatité, craquements fins dans la fosse sus-épineuse ; — à droite, submatité et craquements fins au sommet, en avant et en arrière.

Larynx.— Œdème des éminences aryténoïdiennes et des bandes ventriculaires, les deux cordes vocales sont à moitié détruites sur leur bord libre dans le sens longitudinal ; la commissure postérieure est ulcérée à sa partie moyenne sur le bord du repli interaryténoïdien.

Traitement. — Solution créosotée. — Attouchements du larynx à la solution de chlorure de zinc.

24 septembre. La malade se trouve mieux, elle se sent plus forte, elle tousse et crache moins, mais elle a eu plusieurs hémoptysies ces jours derniers, surtout le matin.

11 octobre. L'état général est bien meilleur, retour graduel des forces, toujours bon appétit, la toux est bien moins fréquente, l'expectoration moins abondante, plus de transpirations nocturnes. Les règles ont reparu. — Même état du larynx et de la voix.

Poids : 48 kil. 800.

Poumons. — Craquements fins aux deux sommets en avant, encore un peu de gargouillement dans la fosse sous-claviculaire gauche.

29 octobre. L'amélioration continue, plus d'hémoptysie.

L'ulcération du repli interaryténoïdien se rétrécit, la voix est un peu meilleure.

Dans la fosse sus-épineuse gauche on n'entend plus de gargouillement

8 novembre. L'ulcération du repli interaryténoïdien est guérie, il ne reste plus qu'un peu de rougeur à la place qu'elle occupait.

Poids : 50 kil. 500.

Obs. XV. — R... (Charles), 47 ans, tourneur-repousseur en cuivre, vient le 16 août 1877 à la consultation laryngoscopique.

Il a eu beaucoup de gourmes jusqu'à neuf ans. Au mois d'avril 1876 il a commencé à tousser, puis la voix s'est enrouée : six mois après, affaiblissement général, sueurs nocturnes très-abondantes, augmentation de la toux et de l'expectoration.

Aujourd'hui le malade est très-affaibli, il ne peut pas travailler; pas d'appétit, toux fréquente, expectoration abondante de crachats épais. Voix éteinte, la moindre fatigue provoque une dyspnée intense. Jamais d'hémoptysie.

Poids. 50 kil. 500.

Poumons. Au sommet gauche, expiration prolongée; à droite, matité, craquements humides dans la fosse sous-claviculaire; matité, souffle, gargouillement dans la fosse sus-épineuse.

Larynx. Œdème des éminences aryténoïdiennes et des bandes ventriculaires, ulcérations marginales et aspect serratique des cordes vocales, aspect velvétique de la commissure postérieure.

Traitement. — Solution créosotée; badigeonnage du larynx avec la solution de chlorure de zinc.

11 octobre. Le malade se trouve mieux, il se sent plus fort et il a recommencé à travailler la semaine dernière. La toux a diminué un peu, les crachats sont devenus plus clairs. L'appétit est un peu meilleur. Plus de sueurs nocturnes.

Poids. 51 kil. 500.

Larynx. L'œdème est moindre, les cordes vocales sont moins déchiquetées sur leur bord libre.

Le 25. L'amélioration continue.

Les craquements humides de la fosse sous-claviculaires droite sont à bulles plus fines.

8 novembre. La toux ne s'est pas modifiée sensiblement depuis le 10 octobre, mais l'expectoration a diminué beaucoup, les crachats sont plus clairs.

Le malade continue à travailler.

Obs. XVI. — C... (Adèle), 30 ans, couturière, se présente à la consultation laryngoscopique le 20 août 1877.

Son mari est mort poitrinaire il y a quatre ans ; elle-même a eu pendant son enfance de l'eczéma du cuir chevelu.

Depuis quelques années elle s'enrhume très-facilement pendant l'hiver ; il y a six mois, elle a eu une bronchite à la suite de laquelle elle a continué à tousser et à cracher beaucoup. Depuis trois mois elle souffre dans le larynx, elle a considérablement maigri et est très-essoufflée lorsqu'elle monte les escaliers. Très-peu d'appétit. Sueurs nocturnes abondantes. Voix très-voilée. Quelques hémoptysies très-peu abondantes.

Poids. 45 kil. 500.

Toux fréquente, expectoration abondante de crachats très-épais.

Poumons. Au sommet gauche, matité, craquements humides, gargouillement en avant et en arrière ; au sommet droit, expiration prolongée en arrière, craquements fins et secs en avant.

Larynx. Œdème des éminences aryténoïdiennes et des bandes ventriculaires, ulcérations et végétations de la corde vocale droite, épaississement de la corde vocale gauche.

Traitement. — Solution créosotée. Attouchements du larynx au chlorure de zinc.

24 septembre. La malade se trouve mieux, elle tousse beaucoup moins, les crachats sont moins épais, l'appétit est meilleur, les transpirations ont diminué.

Poids. 46 kil.

22 octobre. L'amélioration continue, l'ascension des escaliers ne provoque plus de dyspnée, l'expectoration est moins abondante. Plus de transpirations nocturnes.

La voix est toujours éteinte, mais l'état du larynx est bien amendé, l'œdème des éminences aryténoïdiennes a disparu, les cordes vocales sont un peu rouges mais non ulcérées.

Les signes stéthoscopiques sont moins marqués au sommet gauche.

Poids. 46 kil. 300.

Obs. XVII. — E... (Joseph), 48 ans, concierge, se présente à la consultation laryngoscopique le 20 août 1877.

A eu la rougeole à 7 ans, la petite vérole à 11 ans, la syphilis à 21 ans, il dit avoir absorbé des quantités considérables de mercure pour le traitement de cette dernière maladie qu'il a contractée à Madrid.

En 1872, fluxion de poitrine qui n'a pas été complètement guérie ; deux ans après, bronchite qui est devenue chronique et depuis laquelle il a continué à tousser et à cracher beaucoup. Au mois de février dernier, il a commencé à éprouver de la douleur dans le larynx, puis la déglutition est devenue si douloureuse qu'elle a rendu impossible l'usage des aliments solides ; pendant un mois et demi qu'a duré cet état, la seule nourriture que prenait le malade était de la soupe et du bouillon. Il avait de la fièvre et des sueurs nocturnes excessivement abondantes.

Aujourd'hui on constate un amaigrissement considérable, le malade se sent très-affaibli, il est très-essoufflé lorsqu'il monte les escaliers.

Poids. 44 kilog.

Toux très-fréquente, expectoration purulente très-épaisse.

Poumons. Douleur au sommet gauche en avant et en arrière, matité, gros râles bullaires, souffle caverneux, gargouillement ; au sommet droit, expiration prolongée, craquements secs, pas de douleur.

Larynx. Léger œdème, les cordes vocales sont rouges et épaisses, la droite est ulcérée à sa partie moyenne, la commissure postérieure présente un aspect velvétique. La voix ne paraît pas sensiblement altérée.

Traitement. Deux cuillerées à bouche de solution créosotée. Attouchements du larynx au chlorure de zinc.

8 octobre. Etat général meilleur, l'appétit revient, un peu plus de forces ; les transpirations nocturnes ont complètement cessé, la toux est moins fréquente, l'expectoration présente les mêmes caractères. La douleur est moindre au sommet gauche.

Poids. 45 kilogr.

Traitement. — Trois cuillerées à bouche de solution créosotée. Attouchements du larynx au chlorure de zinc.

8 novembre. L'amélioration continue, les signes stéthoscopiques sont moins accentués.

Obs. XVIII. — I... (Félicien), 32 ans, tailleur de cristaux, se présente le 13 septembre 1877 à la consultation laryngoscopique.

Parents vivants et en bonne santé. Lui-même a eu la rougeole à l'âge de 3 ans, à 18 ans il a eu sur le visage un éruption d'acné qui a duré un an environ.

En 1867, pendant le cours d'une bronchite, il ressentit de la douleur dans la région sternale, cette douleur augmenta peu à peu d'intensité, puis la voix commença à s'enrouer jusqu'en 1869, époque à laquelle survint un aphonie complète qui dura six mois ; il y a deux ans, bronchite suivie d'une nouvelle aphonie qui dura six semaines ; il y a deux mois, pleurésie gauche pour laquelle il a gardé le lit pendant 15 jours environ.

Le malade est aujourd'hui très-maigre et très-affaibli ; frissons et fièvre le soir ; sueurs nocturnes, déglutition douloureuse, peu d'appétit, la digestion a toujours été facile, le malade avait l'habitude de boire beaucoup de liqueurs alcooliques le matin à jeun.

Hugues.   3

Poids. 61 kilogr.

Toux fréquente surtout le matin, expectoration abondante de crachats épais, grisâtres. Voix chevrotante. Le sommeil est fréquemment interrompu par le besoin de tousser.

Poumons. Au sommet droit : matité, râles humides, souffle caverneux, gargouillement en avant et en arrière. Au sommet gauche : expiration prolongée, quelques craquements ; à la base gauche, bruit de cuir neuf.

Larynx. Œdème des éminences aryténoïdiennes et des bandes ventriculaires, aspect serratique des cordes vocales.

Décoloration générale des muqueuses.

Traitement. — Solution créosotée. Attouchements du larynx au chlorure de zinc.

4 octobre. L'état général est meilleur, le malade tousse bien moins, l'expectoration est bien moins abondante, le sommeil n'est plus interrompu par la toux, les transpirations nocturnes ont cessé, la voix est un peu meilleure.

Poids. 62 kil. 500.

Le 25. L'amélioration continue, la déglutition n'est plus douloureuse, l'appétit est très-bon, les forces reviennent, le malade n'est plus essoufflé quand il monte les escaliers, il dort bien, ne tousse presque plus, crache très-peu, les crachats sont très-clairs.

Les signes stéthoscopiques du sommet droit sont moins prononcés.

Obs. XIX. — R... (Augustine), 24 ans, mécanicienne, entre à l'hôpital le 20 août 1877. Salle Sainte-Mathilde, lit n° 22.

Pendant son enfance beaucoup d'impétigo, rhumes fréquents de 10 à 15 ans. Elle tousse depuis 4 ans, elle pesait à cette époque 76 kilog., elle pèse aujourd'hui 49 kilog. Elle tousse beaucoup plus depuis deux ans, ses forces ont diminué, elle ne peut plus travailler depuis le mois de juin.

Fièvre le soir, sueurs nocturnes dans la région sternale, la malade ne mange pas depuis six semaines et elle vomit tout ce qu'elle prend, elle n'est pas réglée depuis quatre mois.

Toux quinteuse très-fréquente, expectoration muco-purulente très-abondante (demi-crachoir).

Poumons. Au sommet droit : submatité et nombreux craquements en avant, matité absolue, gargouillement dans la fosse sus et sous-épineuse en arrière, pectoriloquie (vaste caverne).

Au sommet gauche : craquements en avant, submatité et gargouillement en arrière.

Traitement. — La malade a été traitée antérieurement par l'huile de foie de morue, l'arséniate de soude, le lacto-phosphate de chaux, des vésicatoires, tout cela sans amélioration.

Le 20 août, on prescrit uue cuillerée à bouche de solution créosotée matin et soir.

20 septembre. La toux et l'expectoration ont diminué, l'appétit qui était revenu a disparu depuis deux jours, en même temps est survenue une diarrhée intense (8 ou 10 selles par 24 heures) avec quelques vomissements.

A la région scapulaire du côté gauche, les craquements semblent un peu moins nombreux et un peu plus fins, il y a cinq jours elle a eu ses règles très-peu abondantes et pendant un jour seulement.

6 octobre. Il y a toujours une tendance à la diarrhée (une ou deux selles seulement par 24 heures), les crachats sont beaucoup plus muqueux et moins abondants, la toux moins fréquente, la malade se sent plus forte, elle reste levée pendant une partie de la journée.

Dans le sommet droit en arrière, souffle intense mais très-peu de râles et seulement dans les grandes inspirations ; en avant, on n'entend de craquements que pendant les grandes inspirations ou les efforts de toux.

Au sommet gauche, les craquements sont plus fins et plus secs en arrière, il y a de l'expiration prolongée et des râles très-fins en avant.

Le 11. Le mieux s'accentue de plus en plus, les sueurs nocturnes ont cessé.

Le 22. L'amélioration est telle que la malade demande son *exeat*. Elle sort de l'hôpital très-contente de l'effet qu'a produit sur elle la créosote et elle manifeste l'intention de continuer le même traitement· chez elle.

Obs. XX. — K... (Rosalie), 32 ans, couturière, entre à l'hôpital le 21 août, au n° 5 de la salle Sainte-Mathilde.

Aucune maladie avant le mois de juin 1876, depuis cette époque toux sèche, fréquente, amaigrissement considérable, perte des forces, depuis le commencement de l'année le travail est impossible. Poids : 67 kilogr. il y a deux ans, aujourd'hui 42 kilogr. seulement.

Fièvre le soir (pouls à 110), transpirations nocturnes abondantes, pas de diarrhee, quelquefois vomissements après les repas. — Jamais d'hémoptysie.

Depuis quelque temps, la toux est suivie d'une abondante expectoration de crachats muco-purulents déchiquetés (1 crachoir en 24 heures).

Ponmons. Râles sous crépitants fins dans tout le côté droit ; à gauche, submatité et craquements humides dans la région claviculaire, matité, gargouillement, souffle, pectoriloquie, et, par conséquent, vaste caverne dans la région scapulaire.

Traitement. — Deux cuillerées à bouche de solution créosotée.

18 septembre. La malade meurt, le traitement n'a eu aucune influence sur l'évolution de la maladie.

Obs. XXI. — T... (Elisa), 34 ans, couturière, entre le 21 août 1877, au n° 26 de la salle Sainte-Mathilde.

Rhumes fréquents tous les hivers ; elle tousse depuis dix mois, et a eu plusieurs hémoptysies.

Elle nous dit qu'il y a un an elle pesait 70 kilogr. Elle ne pèse plus actuellement que 58 kilogr.

Affaiblissement général, peu de sommeil, constipation opiniâtre, amaigrissement très-marqué, fièvre tous les soirs à 6 heures, sueurs nocturnes abondantes ; règles très-diminuées en quantité.

Toux très-fréquente, expectoration remplissant la moitié du crachoir dans les vingt-quatre heures.

Poumons. Au sommet droit : submatité, expiration prolongée et craquements humides disséminés en avant ; quelques râles fins en arrière. Le poumon gauche est sain.

Traitement. — Une cuillerée à bouche de solution créosotée matin et soir.

20 septembre. La fièvre du soir est moins intense. La malade se sent un peu mieux, mais elle ne dort pas ; la toux ne s'est pas modifiée, l'expectoration persiste, et l'appétit n'est pas revenu.

2 octobre. La malade a été prise hier d'une hémoptysie considérable qui s'est renouvelée encore ce matin. A l'auscultation du sommet droit, on entend en avant de gros râles humides et un bruit de souffle ; en arrière, il y a toujours des râles fins.

On applique un vésicatoire sur la région claviculaire droite.

Le 8. Tous ces jours derniers elle a eu de la fièvre le soir et des sueurs nocturnes abondantes.

Le 12. Même état ; la malade cesse de prendre sa créosote parce qu'elle l'a vomie plusieurs fois.

En somme pas d'amélioration.

Obs. XXII. — B... (Virginie), 50 ans, ouvreuse de théâtre, entre à l'hôpital le 2 septembre.

Son père est mort de phthisie laryngée il y a trois ans, elle-même tousse depuis le mois d'octobre 1876 ; elle n'a pas maigri beaucoup, mais depuis six mois ses forces diminuent de jour en jour, et à partir du mois de mai dernier, elle n'a plus pu travailler ; ses jambes enflent dès qu'elle reste levée pendant quelques heures, et à plus forte raison lorsqu'elle marche.

Fièvre le soir, transpirations nocturnes abondantes surtout du cou et de la tête, peu d'appétit. N'est plus réglée depuis trois ans.

Toux très-fréquente, surtout lorsque la malade est levée ; expectoration très-abondante de crachats muco-purulents. Jamais d'hémoptysie.

Poumons. A droite frottement pleural dans la région claviculaire, souffle avec gros râles humides dans la région scapulaire ; au *sommet gauche*, matité et expiration prolongée en avant ; matité souffle tubaire avec gros râles humides et gargouillements en arrière.

Traitement. — Deux cuilleɩées à bouche de solution créosotée.

6 octobre. La malade ne se sent pas plus forte, la toux est toujours très-fréquente mais moins fatigante, parce que les crachats se détachent mieux, quoique étant toujours très-épais.

Le sommeil est meilleur, les sueurs nocturnes un peu diminuées ; toujours très-peu d'appétit.

Les signes stéthoscopiques sont les mèmes.

Obs. XXIII. — S... (Marguerite), 15 ans et demi, frangeuse, entre le 8 septembre 1877, salle Sainte-Mathilde.

Sa mère est morte poitrinaire ; elle-mème est sujette à de fréquentes bronchites. Ophthalmies dans son enfance et adénites cervicales jusqu'à 12 ans, impétigo.

La malade tousse depuis le mois de mars ; elle a maigri beaucoup, elle est tellement affaiblie qu'elle ne peut pas se tenir sur ses jambes et qu'elle se trouve mal dès qu'elle veut marcher ; elle quitte à peine le lit.

Poids. 34 kil. 500 gr.

Fièvre après les repas, sueurs profuses la nuit.

L'appétit est assez bon, mais la toux est si intense après les repas qu'elle a plusieurs fois vomi les aliments qu'elle venait de prendre. Elle n'a jamais été réglée.

Toux fréquente le matin et après les repas, expectoration muco-purulente abondante (environ les deux-tiers du crachoir).

Poumons. Expiration prolongée et craquements au sommet droit ; matité, gargouillement et souffle dans la région claviculaire gauche ; matité, craquements humides, souffle et pectoriloquie dans la région scapulaire gauche.

Traitement. — Solution créosotée.

17 octobre. La malade se sent plus forte, elle mange mieux et n'a plus de vomissements après les repas, elle crache très-peu et ses crachats sont mousseux, finement aérés, et ne contiennent que quelques traces de pus.

6 novembre. L'état général est meilleur, la toux est bien moindre. L'appétit augmente, plus de vomissements après les repas, le sommeil n'est plus interrompu par les quintes de toux. La malade se lève l'après-midi et peut, sans trop de fatigue, faire quelques tours dans la salle.

Les signes stéthoscopiques n'ont pas changé jusqu'à présent ; cependant les craquements paraissent plus fins au sommet gauche.

Obs. XXIV. — B... (Charles), 20 ans, imprimeur, entre le 8 septembre 1877, à l'hôpital, salle Saint-Landry.

Son père et sa mère sont morts poitrinaires ; quant à lui, il a eu au mois de décembre 1876 une bronchite dont il n'a pu se débarrasser, depuis il tousse toujours de plus en plus ; il a maigri beaucoup depuis quatre ou cinq mois et ses forces ont diminué.

Fièvre très-forte l'après-midi, sueurs très-abondantes, pas du tout d'appétit ; toux très-fréquente jour et nuit, expectoration peu abondante (un quart de crachoir), quelquefois vomissements après les quintes de toux.

Poumons. Au sommet droit, quelques craquements en avant, matité souffle tubaire, craquements humides en arrière. A gauche, matité, souffle, gargouillements, pectoriloquie, au sommet, en avant et en arrière.

Traitement. — Deux cuillerées à bouche de solution créosotée.

8 octobre. Le malade ne se sent pas mieux, il est toujours très-essoufflé, très-oppressé ; sa toux est aussi fréquente, anorexie et fréquents accès de fièvre.

Rien de changé comme auscultation.

Obs. XXV. — S... (Elisabeth), 23 ans, fille de salle dans une brasserie, entre le 14 septembre 1877 au n° 24 de la salle Sainte-Mathilde.

Elle a eu une bronchite en janvier 1876 ; elle tousse et maigrit depuis cette époque, et sent ses forces diminuer de jour en jour. Elle n'a pas d'appétit, mange fort peu, et souvent elle vomit les aliments après les repas.

Sueurs nocturnes très-abondantes, règles très-diminuées en quantité et en durée.

Toux fréquente surtout le matin, crachats muco-purulents (demicrachoir).

Poumons. Au sommet droit : matité et craquements en arrière ; au sommet gauche : matité, gargouillement, souffle en avant et en arrière.

Traitement. — Solution créosotée.

1er octobre. La malade tousse et crache beaucoup moins, l'appétit revient un peu, plus de vomissements après les repas, sueurs nocturnes très-diminuées ; elle se sent plus forte et demande à sortir.

Rien de changé aux signes stéthoscopiques.

8 octobre. Le mieux continue, la malade sort sur sa demande.

Obs. XXVI. — C... (Jean), 36 ans, employé à l'octroi, entre le 19 septembre 1877, au n° 10 de la salle Saint-Landry.

Son père est mort poitrinaire ; lui-même a eu la fièvre intermittente à l'âge de 23 ans, il dit n'avoir jamais eu d'autre maladie.

Pendant l'hiver de 1877, bronchite depuis laquelle il n'a cessé de tousser ; au mois de mai 1877, hémoptysie. Depuis quatre mois il a maigri beaucoup et a perdu ses forces.

Sueurs abondantes la nuit ; peu d'appétit.

Toux très-fréquente ; expectoration : un demi-crachoir.

Poumons. Au sommet droit : submatité, craquements humides en arrière ; au sommet gauche : matité, souffle, gargouillement en avant, matité absolue, gargouillement, souffle, pectoriloquie en arrière.

Traitement. — Solution créosotée, puis huile de foie de morue créosotée.

6 octobre. Il crache très-peu, tousse moins, son appétit est meilleur, les sueurs nocturnes sont moins abondantes, les signes du sommet sont les mêmes que précédemment.

Obs. XXVII. — M... (Auguste), 53 ans, cocher, entre le 9 septembre 1877 à la salle Saint-Landry.

C'est un alcoolique, il a toujours bu énormément depuis quelques années ; aujourd'hui il est atteint de tremblement alcoolique très-accentué.

Il tousse depuis le mois d'avril, et s'est très-affaibli depuis cette époque ; le 5 juillet, il a eu une hémoptysie assez considérable. Depuis deux mois il sent ses forces diminuer de jour en jour ; sueurs nocturnes, appétit assez bon.

Toux fréquente, surtout lorsqu'il est couché, expectoration remplissant la moitié du crachoir.

Poumons. Au sommet droit, expiration prolongée, quelques craquements ; au sommet gauche, matité, craquements et gargouillement en avant, submatité et craquements fins en arrière.

Traitement. — Solution créosotée.

28 septembre. Il y a deux jours, le malade a pris un refroidissement en stationnant dans le couloir de l'escalier, il a eu des frissons, et il accuse une douleur au-dessous du sein droit ; en ce point on entend du souffle, quelques râles à la fin de l'inspiration, les vibrations thoraciques y sont augmentées, et la voix y est un peu chevrotante (fusée de pneumonie caséeuse avec lame de liquide,) Toux peu fréquente, pas d'expectoration.

On applique un vésicatoire.

18 octobre. L'état du malade est mauvais : toux continuelle, crachats purulents, transpiration nocturne très-abondante, affaiblissement considérable, aggravation des signes stéthoscopiques.

12 novembre. Le malade est très-mal, une terminaison fatale est imminente.

Le 16. Le malade meurt.

TABLEAU résumé des résultats obtenus par l'emploi de la créosote vraie dans 27 cas de phthisie pulmonaire.

(Durée de l'expérimentation : 2 mois en moyenne).

N° d'ordre.	EXPECTO-RATION	TOUX	APPÉTIT	ÉTAT général.	POIDS.	SUEURS nocturnes	SIGNES physiques
Ier DEGRÉ (4 cas).							
1	»	Dimin.	Reste bon	Amélior.	Aug. 2 kil. 500	»	Amélior.
2	Dimin.	Dimin.	Augm.	Amélior.	Aug. 3 kil. 500	Cessation.	Amélior.
3	»	Dimin.	Augm.	Amélior.	Aug. 1 kil.	»	Amélior.
4	Dimin.	Dimin.	Reste mauvais.	Amélior.	»	Dimin.	Amélior.
IIe DEGRÉ (8 cas).							
5	Dimin.	Cessation.	Augm.	Amélior.	Aug. 3 kil.	»	Etat stat.
6	Dimin.	Dimin.	Augm.	Amélior.	Aug. 4 kil. 500	Cessation.	Amélior.
7	Dimin.	Dimin.	Augm.	Amélior.	Aug. 2 kil. 200	»	Amélior.
8	»	Dimin.	Augm.	Amélior.	Aug. 0 kil. 700	»	Amélior.
9 (1)	Etat stat.	Etat stat.	Etat stat.	Etat stat.	»	»	Etat stat.
10	»	Dimin.	Augm.	Amélior.	Aug. 5 kil.	Cessation.	Amélior.
11	Dimin.	Dimin.	Augm.	Amélior.	»	Cessation.	Amélior.
12	Dimin.	Dimin.	Augm.	Amélior	Aug. 3 kil.	Cessation.	Amélior.
IIIe DEGRÉ (15 cas).							
13	Dimin.	Dimin.	Augm.	Amélior.	Aug. 1 kil. 100	»	Amélior.
14	Dimin.	Dimin.	Reste bon	Amélior.	Aug. 2 kil. 500	Cessation.	Amélior.
15	Dimin.	Dimin.	Augm.	Amélior.	Aug. 1 kil.	Cessation.	Amélior.
16	Dimin.	Dimin.	Augm.	Amélior.	Aug. 0 kil. 800	Cessation.	Amélior.
17	Etat stat.	Dimin.	Augm.	Amélior.	Aug. 1 kil.	Cessation.	Amélior.
18	Dimin.	Dimin.	Augm.	Amélior.	Aug. 1 kil. 500	Cessation.	Amélior.
19	Dimin.	Dimin.	Augm.	Amélior.	»	Cessation.	Amélior.
20 (2)	Augm.	Augm.	Reste nul.	Aggrav.	»	Etat stat.	Aggrav.
21	Etat stat.	Etat stat.	R. mauv.	Etat stat.	»	Etat stat.	Etat stat.
22	Etat stat.	Etat stat.	R. mauv.	Etat stat.	»	Dimin.	Etat stat.
23	Dimin.	Dimin.	Augm.	Amélior.	»	»	Etat stat.
24	Etat stat.	Etat stat.	R. mauv.	Etat stat.	»	»	Etat stat.
25	Dimin.	Dimin.	Augm.	Amélior.	»	Dimin.	Etat stat.
26	Dimin.	Dimin.	Augm.	Amélior.	»	Dimin.	Etat stat.
27 (3)	Augm.	Augm.	Reste nul.	Aggrav.	»	Etat stat.	Aggrav.

(1) Alternatives d'amélioration et d'aggravation.
(2) Mort.
(3) Mort.

TABLEAU des modifications des principaux symptômes.

		Iᵉʳ DEGRÉ (4 cas).	IIᵉ DEGRÉ (8 cas).	IIIᵉ DEGRÉ (15 cas).	TOTAUX
Expectoration ...	Diminution	2	5	9	16
	Etat stationnaire	»	3	4	7
	Augmentation	»	»	2	2
Toux	Cessation	»	1	»	1
	Diminution	4	6	10	20
	Etat stationnaire	»	1	3	4
	Augmentation	»	»	2	2
Appétit	Augmentation	2	7	9	18
	Etat stationnaire (reste bon	1	»	1	2
	Etat stationnaire (reste mauvais	1	»	3	4
	Alternat. d'aug. et de dimin.	»	1	»	1
	Diminution	»	»	2	2
Etat général	Amélioration	4	7	10	21
	Etat stationnaire	»	1	3	4
	Aggravation	»	»	2	2
Poids	Augmentation	3	6	6	15
	Etat stationnaire	»	»	»	»
	Diminution	»	»	»	»
Sueurs nocturnes	Cessation	1	4	6	11
	Diminution	1	»	3	4
	Etat stationnaire	»	»	1	1
	Augmentation	»	»	2	2
Signes physiques	Amélioration	4	6	7	17
	Etat stationnaire	»	2	6	8
	Aggravation	»	»	»	2
Guérison apparente		»	1	»	1
Mort		»	»	2	2

Afin de rendre plus facile la comparaison de nos observations entre elles et de faire ressortir davantage les
résultats obtenus, nous avons résumé dans les deux ta-
bleaux précédents les effets produits par l'emploi de la
créosote et les modifications des principaux symptômes
après une expérimentation ayant duré deux mois en
moyenne.

Si l'on considère notre premier tableau, on verra que
ce sont précisément les malades qui étaient dans une
période moins avancée de la phthisie qui ont le plus bénéficié du traitement; en effet, presque tous les malades
du premier et du second degré ont éprouvé une amélioration notable des symptômes morbides, tandis que la
moitié seulement de ceux qui étaient arrivés au troisième
degré ont été soulagés, et parmi ceux qui ont été soulagés la plus grande partie se compose des tuberculeux
que nous avons vus à la consultation laryngoscopique,
c'est-à-dire ceux qui précisément jouissaient encore
d'un état général assez bon pour pouvoir aller et venir
sans inconvénients; quant à ceux, au contraire, que l'aggravation de leur état avait fait admettre à l'hôpital et
qui se trouvaient par conséquent dans des conditions
plus défavorables, nous n'en trouvons qu'un tiers à peine
qui ait bénéficié du traitement: chez les deux autres
tiers ou bien la maladie est restée stationnaire et n'a été
nullement influencée, ou bien elle a continué à s'aggra-
ver en suivant son cours régulier.

Dans notre deuxième tableau nous avons fait le relevé
des modifications des principaux symptômes : voici
dans quel ordre ces modifications se sont presque toujours produites chez les personnes qui font le sujet de

nos observations ; diminution de l'expectoration au bout
de une ou deux semaines, puis diminution de la toux,
(dans deux ou trois cas c'est la toux qui a diminué avant
l'expectoration), quelques jours après retour ou amélioration de l'appétit, diminution, puis cessation de la
fièvre (1), retour des forces, augmentation du poids,
suppression des sueurs nocturnes, et enfin amélioration
des signes physiques.

Au sujet de l'augmentation du poids nous ferons re-
marquer que sur les 15 malades pris indistinctement que
nous avons pu peser deux fois à un ou deux mois d'in-
tervalle, *tous* ont augmenté de poids à la suite du traitement créosoté. Quant aux autres, des circonstances in-
dépendantes de notre volonté nous ont empêché d'avoir
recours à la balance et nous regrettons d'autant plus vivement cette lacune que, sur le nombre, il en est plusieurs dont l'état est resté stationnaire ou même s'est
aggravé et dont le poids a fort probablement subi des
variations.

On pourra nous objecter, il est vrai, qu'après une
expérimentation d'aussi courte durée, nous n'avons pas
le droit de nous montrer trop affirmatif et qu'il serait indispensable de suivre nos malades pendant un temps
beaucoup plus long pour pouvoir poser des conclusions
définitives, surtout lorsqu'on est en présence d'une maladie aussi tenace et aussi meurtière que la phthisie pulmonaire ; nous repondrons à cette objection que dans le

(1) M. le D* Bouchard nous a montré plusieurs observations de malades atteints de fièvre typhoïde et qu'il a traités concurremment par le
charbon et par la créosote ; nous avons été frappé de ce fait que, chez
ces malades la température était restée à un degré bien inférieur à ce-
lui qu'elle atteint ordinairement dans cette maladie.

nombre de nos observations nous en produisons deux qui datent l'une de six mois l'autre de dix-huit mois et dans lesquelles l'amélioration est assez incontestable et assez persistante pour nous permettre un peu d'assurance dans nos affirmations ; du reste, nos malades continuant l'usage de la médication créosotée, nous nous proposons de publier plus tard la suite de nos observations et de donner des résultats plus positifs auxquels ne manquera pas la sanction du temps.

Nous n'avons naturellement pas la prétention de dire que la créosote est un médicament héroïque, une véritable panacée contre la tuberculose ; mais toutefois, d'après ce que nous avons vu jusqu'à présent, nous croyons pouvoir poser en principe que le traitement de la phthisie par la créosote peut soutenir sans désavantage la comparaison avec tous les autres modes de traitement connus et employés jusqu'aujourd'hui contre cette redoutable maladie. Nous ajouterons que les effets de cette substance nous ont paru tels que l'on peut la prescrire dans toutes les formes et à tous les degrés de la phthisie torpide, mais qu'elle est d'autant plus efficace que la maladie est moins avancée. Les premiers expérimentateurs la donnaient contre l'hémoptysie, elle ne paraît pas très-efficace contre ce symptôme, mais cependant nous croyons qu'elle ne la provoque pas ainsi qu'on l'a avancé à tort, et elle a, de plus, cet avantage de pouvoir être administrée concurremment avec les autres médicaments qu'il est d'usage de donner aux phthisiques.

Ce qui précède nous paraît justifier l'aphorisme posé par MM. Bouchard et Gimbert, au sujet de l'indication thérapeutique de la créosote dans la phthisie pulmonaire.

« Nous voyons l'indication partout, et la contre-indica-
tion nulle part. » Pour ce qui nous concerne, nous
croyons que ce médicament n'est formellement contre-
indiqué que lorsqu'il provoque toujours des vomissements
à la suite de son ingestion, ainsi que nous l'avons vu chez
deux malades qui n'ont pas pu en continuer l'usage et
dont pour ce motif nous n'avons pas cru utile de donner
l'observation. Mais cette intolérance (1) est un fait excep-
tionnel que nous n'avons rencontré que deux fois chez
deux femmes, l'une de 15 ans 1/2 l'autre de 26 ans qui
prétendaient que chez elles l'odeur seule du médicament
provoquait des nausées.

Mode d'action de la créosote. — Avant de terminer cette
étude, une question délicate, celle du mode d'action de
la créosote dans la tuberculose, nous reste encore à aborder, non que nous espérions la résoudre d'une façon absolue et définitive, nos prétentions sont plus modestes,
mais l'expérimentation qne nous avons faite de ce médicament sur un assez grand nombre de malades nous per-

(1) Au moment de mettre sous presse, nous apprenons que M. Dujardin-Beaumetz, médecin des hôpitaux, a obtenu d'excellents résultats de la médication créosotée dans les affection pulmonaires. Afin
que le médicament soit moins désagréable à prendre, ce thérapeutiste
distingué le donne sous la forme de *vin créosoté* dont il a modifié la
formule de la manière suivante :

Créosote pure.................... 6 grammes
Alcool........................... 250   —
Vin de Bagnols.................. q. s. pour faire 1 litre.

En prendre deux, puis trois, et même quatre cuillerées à bouche,
matin et soir, *dans un verre d'eau.*

Nous apprenons également que M. le Dr Cadet de Gassicourt emploie
aussi pour les enfants la solution alcoolique de créosote unie au
sirop de groseille qui en masque le goût.

mettra de consigner quelques données pouvant servir de point de départ à des recherches plus approfondies.

Trois hypothèses sont en présence :

1° La créosote exerce-t-elle une action générale immédiate sur l'organisme tout entier, en d'autres termes influe-t-elle tout d'abord sur l'état général du malade ?

2° Exerce-t elle au contraire une action locale sur le poumon par son élimination ?

3° A-t-elle par son absorption une action spéciale sur la production tuberculeuse ?

De l'étude des effets physiologiques (voir page 13) il semble résulter que, à l'inverse de certaines substances, telles que l'arsenic, par exemple, la créosote n'a pas d'action spéciale sur la nutrition générale. Éliminons donc la première hypothèse et examinons les deux dernières.

L'amélioration obtenue par le traitement créosoté dans plusieurs cas de tubercules du testicule et de mal de Pott nous permet de constater son action spéciale, élective sur la production tuberculeuse ; en outre, dans la tuberculose pulmonaire qui est de beaucoup la plus fréquente et qui fait l'objet de nos observations, n'est-on pas en droit d'attribuer à la créosote, au moment même de son élimination par les voies respiratoires, une action directe sur la lésion tuberculeuse. Cette élimination spéciale déjà constatée depuis longtemps pour les balsamiques a lieu également pour la créosote dont l'odeur caractéristique est nettement perçue dans l'air expiré par les sujets soumis à l'influence de ce médicament.

Ce qui vient encore à l'appui de cette troisième hypothèse c'est que le symptôme qui s'améliore le plus rapidement c'est l'expectoration.

S'il nous était permis de résumer notre opinion sur le sujet qui nous occupe, nous dirions que :

La créosote nous paraît d'abord exercer une impulsion curative et locale, et, en quelque sorte topique, par son élimination, sur le poumon, siége du mal. En secoud lieu elle paraît avoir par son absorption une action élective spéciale et, pour ainsi dire, spécifique sur la production tuberculeuse elle-même et sur l'évolution du tubercule.

Telle est, en quelques mots, l'idée que nous nous faisons du mode d'action de la créosote dans la phthisie pulmonaire, nous laissons maintenant à des expérimentateurs plus autorisés le soin d'élucider et de résoudre définitivement cette intéressante question. Quoi qu'il en soit, l'ignorance dans laquelle nous sommes de l'action intime d'un médicament ne doit pas nous empêcher de profiter des avantages qu'il présente ; c'est à ce titre que nous recommandons l'usage de la créosote contre la tuberculose, ce médicament nous ayant paru, dans un grand nombre de cas, préférable à ceux qui ont été employés jusqu'ici. Telle est du moins l'opinion que nous a suggérée l'observation des faits, heureux si elle est partagée par nos confrères et confirmée par l'expérience.

CONCLUSIONS.

L'analyse des vingt-sept observations qui précèdent nous porte à croire que, dans la tuberculose, la créosote exerce son action principalement sur l'état local et que l'état général n'est modifié que postérieurement, par suite de la guérison ou de l'amélioration de l'état local.

Les modifications symptomatiques sont les suivantes et se produisent plus habituellement dans l'ordre que voici :

1.° *Diminution de l'expectoration*, les crachats prennent un meilleur aspect, ils deviennent muqueux, en outre ils se détachent plus facilement. Ce résultat se produit au bout de huit à quinze jours et est bientôt suivi de la

2° *Diminution de la toux*, qui devient aussi moins fréquente ; ce sont d'abord les quintes de toux nocturnes qui diminuent et même disparaissent, puis la toux du matin, enfin les quintes de la journée. Quelquefois, et le fait n'est pas rare, c'est la toux qui diminue avant l'expectoration.

3° *Amélioration de l'appétit* et cessation des vomissements alimentaires, s'ils existent.

4° *Diminution* puis *cessation de la fièvre.*

5° *Diminution* puis *cessation des sueurs nocturnes*, cet effet se produit ordinairement après trois semaines de traitement, mais il peut être plus tardif et exiger deux ou trois mois, surtout chez les phthisiques qui sont à une période avancée de la maladie.

6° *Amélioration des signes physiques*, ceux d'abord qui dépendent de la présence du liquide dans les bronches et dans les cavernes, puis ceux qui dénotent l'induration ou la condensation du tissu pulmonaire.

7° *Amélioration de l'état général* et *retour des forces.*

8° *Augmentation notable et graduelle du poids du malade.*

Ces résultats ont été obtenus en administrant le médicament d'après les règles suivantes :

1° Ne se servir que de la créosote *vraie* du goudron de bois, préparée d'après la méthode de Reichenbach ;

2° La faire prendre à l'intérieur ;

3° La prescrire à dose relativement élevée (0,40 cent. à 0,80 centigr. par vingt-quatre heures) ;

4° En continuer l'usage pendant un long temps ;

5° Ne l'administrer qu'à l'état de *solution parfaite* et de *dilution très-étendue.*

Paris. — A. PARENT, imprimeur de la Faculté de Médecine, rue M. le-Prince, 29-31.

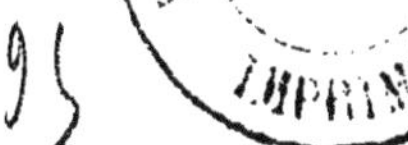

www.ingramcontent.com/pod-product-compliance
Ingram Content Group UK Ltd.
Pitfield, Milton Keynes, MK11 3LW, UK
UKHW020050100726
13658UKWH00004B/1665